BEI GRIN MACHT SICH IHR
WISSEN BEZAHLT

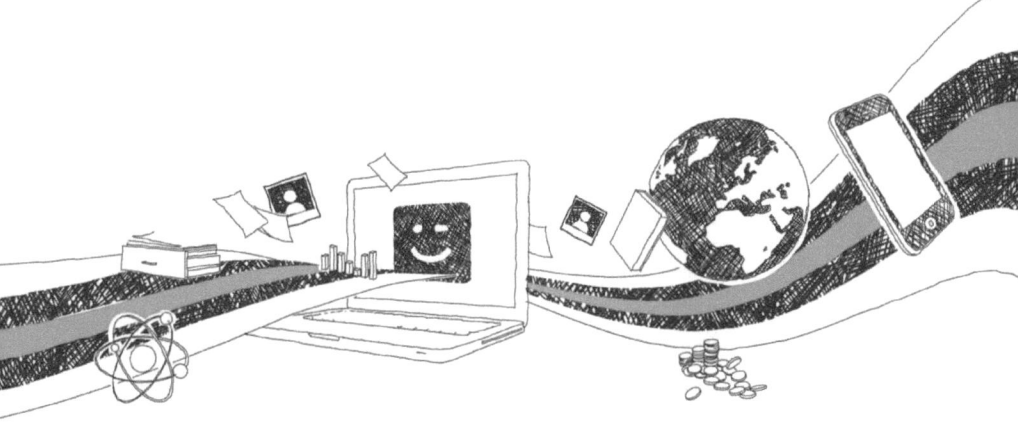

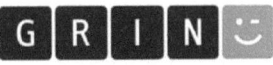

Bibliografische Information der Deutschen Nationalbibliothek:

Die Deutsche Bibliothek verzeichnet diese Publikation in der Deutschen National-
bibliografie; detaillierte bibliografische Daten sind im Internet über http://dnb.d-
nb.de/ abrufbar.

Impressum:

Copyright © 2007 GRIN Verlag, Open Publishing GmbH
Druck und Bindung: Books on Demand GmbH, Norderstedt Germany
ISBN: 978-3-656-74505-1

Dieses Buch bei GRIN:

http://www.grin.com/de/e-book/281096/das-pflegeversicherungsgesetz

Katja Rosowski

Das Pflegeversicherungsgesetz

GRIN Verlag

GRIN - Your knowledge has value

Der GRIN Verlag publiziert seit 1998 wissenschaftliche Arbeiten von Studenten, Hochschullehrern und anderen Akademikern als eBook und gedrucktes Buch. Die Verlagswebsite www.grin.com ist die ideale Plattform zur Veröffentlichung von Hausarbeiten, Abschlussarbeiten, wissenschaftlichen Aufsätzen, Dissertationen und Fachbüchern.

Besuchen Sie uns im Internet:

http://www.grin.com/

http://www.facebook.com/grincom

http://www.twitter.com/grin_com

Das Pflegeversicherungsgesetz

Katja Rosowski

Inhaltsverzeichnis

Abkürzungsverzeichnis

BGBl.	Bundesgesetzblatt
bzgl.	bezüglich
DEHOGA	Deutscher Hotel- und Gaststättenverband
DIW	Deutsches Institut für Wirtschaftsforschung
DTV	Deutscher Tourismusverband e.V.
F & B	Food and Beverage
FELICIE	Future Elderly Living Conditions In Europe
FTR	Fertilitätsrate
GdW	Bundesverband deutscher Wohnungs- und Immobilienunternehmen e.V.
ICD	International Classification of Disease and Related Health Problems
i.d.R.	in der Regel
KZP	Kurzzeitpflege
MDK	Medizinische Dienst der Krankenversicherung
MDS	Medizinischer Dienst der Spitzenverbände der Krankenkassen e.V.
o.V.	ohne Verfasser
PflegeStatV	Pflegestatistik-Verordnung
PflegeVG	Pflegeversicherungsgesetz
S.	Seite, Seiten
SGB	Sozialgesetzbuch
VHP	Verhinderungspflege
WHO	World Health Organization

Einleitung

Das Pflegeversicherungsgesetz (PflegeVG) vom 26.05.1994 (BGBl. I S. 1014, 2797), zuletzt geändert durch Artikel 265 der Verordnung vom 31. Oktober 2006 (BGBl. I S. 2407), trat am 1. Januar 1995 in Kraft. Mit Artikel 1 wurde dem Sozialgesetzbuch ein elftes Buch angefügt (SGB XI). Das Pflegeversicherungsgesetz ist somit im SGB XI verankert. Mit diesem Gesetz wurde eine weitere – die fünfte – Säule der sozialen Sicherung geschaffen. Die ersten vier Säulen sind die gesetzliche Arbeitslosenversicherung (AV), die gesetzliche Rentenversicherung (RV), die gesetzliche Krankenversicherung (KV) und die gesetzliche Unfallversicherung (UV).[1]

Abbildung 1: Die 5 Säulen der Sozialversicherung

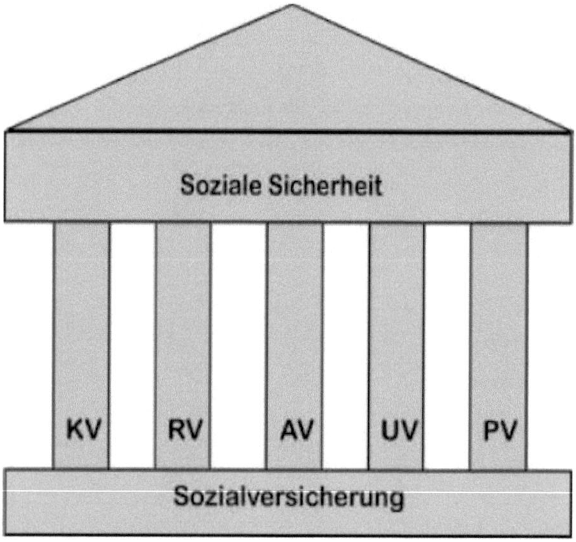

Quelle: Universität Gießen[2]

---

[1] vgl. Deutsche Sozialversicherung: *Sparten der Sozialversicherung*, o.O., O.J., http://www.deutsche-sozialversicherung.de/de/wegweiser/saeulen.html [Stand 01.09.2007]

[2] Universität Gießen: *Die 5 Säulen der Sozialversicherung*, Gießen, 2002, http://www.uni-giessen.de/~g41007/tempel9.html [Stand 09.09.2007]

Träger der Pflegeversicherung sind die Pflegekassen, die zur Einsparung von Verwaltungskosten unter dem Dach der Krankenversicherungen eingerichtet wurden. Das 11. Sozialgesetzbuch enthält Vorschriften zum Thema der sozialen Pflegeversicherung und ist unterteilt in die Bereiche Allgemeine Vorschriften, Leistungsberechtigter Personenkreis, Versicherungspflichtiger Personenkreis und Leistungen der Pflegeversicherung.

Jedes Mitglied der gesetzlichen Krankenversicherung wird automatisch Mitglied der sozialen Pflegeversicherung. Privat krankenversicherte müssen sich zusätzlich privat versichern. Finanziert wird die Pflegeversicherung aus Beiträgen der Versicherten und der Arbeitgeber.

Wer leistungsberechtigt im Sinne des PflegeVG ist und welche Gegebenheiten bestehen müssen, um Leistungen der Pflegekasse beziehen zu können, werden im weiteren Verlauf dieser Arbeit erläutert.

Zudem wird bedacht, dass die Unterbringung, Verpflegung und Pflege Pflegebedürftiger kostenintensiv ist und durch die Pflegebedürftigen finanziert werden muss – egal ob im häuslichen Umfeld des Pflegebedürftigen, in einem Pflegeheim oder bei Inanspruchnahme einer Kurzzeitpflege.

Im Folgenden werden insbesondere das zweite Kapitel, das des leistungsberechtigten Personenkreises, aber auch das vierte Kapitel, das der Leistungen der Pflegeversicherung, behandelt.

1 Die Stufen der Pflegebedürftigkeit

Die Pflegebedürftigkeit wird nach §15 SGB XI [3] in drei Stufen unterteilt.

Die Pflegestufen unterscheiden sich anhand ihres Pflegebedarfs im Umfang wie auch im zeitlichen Rahmen.

Tabelle 1 zeigt die Häufigkeit der Hilfe die gefordert wird um in eine der drei Pflegestufen eingestuft werden zu können.

---

[3] vgl. SGB XI - Soziale Pflegeversicherung - Artikel 1 des Gesetzes vom 26. Mai 1994, BGBl. I S. 1014, zuletzt geändert durch Artikel 8 u. 9 des Gesetzes vom 26. März 2007, §15

Tabelle 1: Pflegestufen

Hilfe im Bereich	Häufigkeit der Hilfe		
	Pflegestufe I	Pflegestufe II	Pflegestufe III
Grundpflege: Körperpflege Ernährung Mobilität	mindestens 2 Verrichtungen, jeweils mindestens 1 x täglich	mindesten 3 x täglich zu verschiedenen Zeiten	täglich rund um die Uhr, auch nachts
	zusätzlich...		
Hauswirtschaftliche Versorgung	... mehrfach in der Woche		

Quelle: SGB XI [4], eigene Darstellung

Bei der Einstufung in die Pflegestufe I liegt eine erhebliche Pflegebedürftigkeit vor. Diese Personen benötigen mindestens einmal täglich Hilfe bei mindestens zwei Verrichtungen aus einem oder mehreren der folgenden Bereiche: Körperpflege, Ernährung, Mobilität. Zusätzlich benötigen Pflegebedürftige der Stufe I mehrfach in der Woche Hilfe bei der hauswirtschaftlichen Versorgung.

Bei Pflegestufe II ist die Person schwerpflegebedürftig und benötigt mindestens dreimal täglich im Bereich der Grundpflege (Körperpflege, Ernährung oder Mobilität) Hilfe, sowie mehrmals in der Woche Unterstützung bei hauswirtschaftlichen Arbeiten.

Bei der Pflegestufe III liegt eine Schwerstpflegebedürftigkeit vor. Personen der Pflegestufe III benötigen bei der Körperpflege, der Ernährung oder der Mobilität rund um die Uhr (und auch nachts) Hilfe, sowie mehrmals in der Woche Unterstützung bei den hauswirtschaftlichen Tätigkeiten.

Zudem muss für diese Tätigkeiten ein gewisser Zeitaufwand aufgebracht werden, um in die entsprechenden Pflegestufen eingestuft werden zu können.

Wie in Tabelle 2 ersichtlich muss für die Pflegestufe I zusammen für Grundpflege und hauswirtschaftliche Versorgung wöchentlich im Tagesdurchschnitt ein Zeitaufwand von 90 Minuten entstehen, um in diese Pflegestufe eingestuft zu werden. Dabei sind die Werte als Mindestwerte zu betrachten. In Pflegestufe II und III ist ein Zeitaufwand mit drei bzw. fünf Stunden im wöchentlichen Tagesdurchschnitt angesetzt.

---

[4] ebd.

Tabelle 2: Zeitaufwand der Pflegestufen

	Erforderlicher Zeitaufwand einer nicht als Pflegekraft ausgebildeten Pflegeperson, wöchentlich im Tagesdurchschnitt		
	Pflegestufe I	Pflegestufe II	Pflegestufe III
Grundpflege	45 Minuten	2 Stunden	4 Stunden
Hauswirtschaftliche Versorgung	45 Minuten	1 Stunde	1 Stunde
zusammen:	90 Minuten	3 Stunden	5 Stunden

Quelle: SGB XI 82[5], eigene Darstellung

2 Das Verfahren zur Feststellung der Pflegebedürftigkeit

Das Verfahren zur Feststellung der Pflegebedürftigkeit ist in § 18 SGB XI geregelt.[6] Demnach wird im Auftrag der Pflegekassen der Medizinische Dienst der Krankenkassen (MDK) im häuslichen Umfeld des Antragstellers prüfen, ob die Voraussetzungen einer Pflegebedürftigkeit bestehen und in welche Pflegestufe der Antragsteller eingestuft werden wird. Diese Einstufung berechtigt zu der Inanspruchnahme der Leistungen der Pflegeversicherung.

3 Leistungen bei häuslicher Pflege

Die Pflegeversicherungen zahlen für die häusliche Versorgung je nach Pflegestufe einen bestimmten monatlichen Betrag für die Pflegeleistungen an die pflegebedürftige Person. Wie sich diese in Sachleistungen und in Geldleistungen unterteilen, wird in Kapitel 3.1 und 3.2 näher erläutert.

3.1 Pflegesachleistungen

Zum Erhalt der sog. Pflegesachleistungen nach § 36 SGB XI ist der Leistungserbringer ein ambulanter Pflegedienst, der mit der Pflegekasse einen Versorgungsvertrag abgeschlossen hat.

---

[5] SGB XI - Soziale Pflegeversicherung - Artikel 1 des Gesetzes vom 26. Mai 1994, BGBl. I S. 1014, zuletzt geändert durch Artikel 8 u. 9 des Gesetzes vom 26. März 2007, §15
[6] vgl. SGB XI - Soziale Pflegeversicherung - Artikel 1 des Gesetzes vom 26. Mai 1994, BGBl. I S. 1014, zuletzt geändert durch Artikel 8 u. 9 des Gesetzes vom 26. März 2007, § 18

Die häusliche Pflegesachleistung, die an den Pflegebedürftigen erbracht wird umfasst hier monatlich:

- in der Pflegestufe I bis zu 384 EUR
- in der Pflegestufe II bis zu 921 EUR
- in der Pflegestufe III bis zu 1.432 EUR

In besonderen Fällen können bis zu 1.918 EUR monatlich bewilligt werden.

3.2 Pflegegeld

Pflegebedürftige erhalten nach § 37 SGB XI Pflegegeld, wenn die Pflege durch selbst organisierte Personen, z.b. Angehörige, in geeigneter Weise übernommen wird. Die Geldleistung beträgt hier monatlich

- in der Pflegestufe I: 205 EUR
- in der Pflegestufe II: 410 EUR
- in der Pflegestufe III: 665 EUR

Wer das Pflegegeld in Anspruch nimmt, ist gesetzlich verpflichtet, regelmäßig einen Beratungsbesuch durch einen zugelassenen Pflegedienst durchführen zu lassen. Bei den Pflegestufen I und II geschieht dies halbjährlich, bei Pflegestufe III vierteljährlich. Die Beratungsbesuche sollen die Pflegepersonen entlasten, bei der Pflege unterstützen und damit die Qualität der häuslichen Pflege sicherstellen.

3.3 Kombinationsleistung

Der Pflegebedürftige kann sich nach § 38 SGB XI für eine Kombination aus Pflegesachleistung und Pflegegeld entscheiden. Er bestimmt den Umfang der Inanspruchnahme des Sachleistungsbudgets durch professionelle Pflegekräfte und erhält zusätzlich ein anteiliges Pflegegeld für die ergänzende Pflege durch Familienangehörige, Nachbarn oder ehrenamtlich Pflegende.

3.4 Geplante Änderungen im finanziellen Bereich der Pflegeleistungen

Das Bundesministerium für Gesundheit hat erste Details der zum 1. Januar 2008 in Kraft tretenden Pflegereform bekannt gegeben.[7] Die Unterstützung der Pflegebedürftigen steht hierbei im Vordergrund und der ambulante Bereich soll dabei besonders gestärkt werden.

Demnach sollen die Leistungen für ambulante Pflege und das Pflegegeld in allen Pflegestufen in drei Schritten durch eine Dynamisierung in den Jahren 2008, 2010 und 2012 angehoben werden. Anschließend sollen die Leistungen alle drei Jahre nach Prüfung einer Notwendigkeit angepasst werden. Im stationären Bereich wird es solche Änderungen nur in der Pflegestufe 3 geben.

Dies ist die erste Erhöhung der Pflegeleistungen seit Einführung der Pflegeversicherung im Jahr 1995 und trägt den steigenden Kosten für die Pflege Rechnung. Wie dies finanziert wird ist allerdings noch ungewiss. Zunächst wird der Beitragssatz zur Pflegeversicherung um 0,25 Prozentpunkte angehoben.

Wie diese neuen Leistungen der Pflegeversicherung genau differenziert werden sollen, zeigt die folgende Tabelle:

---

[7] vgl. Bundesministerium für Gesundheit: Reform zur nachhaltigen Weiterentwicklung der Pflegeversicherung, o.O., 2007, http://www.bmg.bund.de/nn_600110/DE/Themenschwerpunkte/Pflegeversicherung-/pflegeversicherung-node,param=.html__nnn=true [Stand 09.09.2007]

Tabelle 3: Die neuen Leistungen der Pflegeversicherung

	Pflegegeld	ambulante Pflege	stationäre Pflege
Pflegestufe 1			
Heute:	205,-	384,-	1023,-
2008:	215,-	420,-	
2010:	225,-	450,-	keine Veränderung
2012:	235,-	450,-	geplant
Pflegestufe 2			
Heute:	410,-	921,-	1279,-
2008:	420,-	980,-	
2010:	430,-	1040,-	keine Veränderung
2012:	440,-	1100,-	geplant
Pflegestufe 3			
Heute:	665,-	1432,-	1432,-
2008:	675,-	1470,-	1470,-
2010:	685,-	1510,-	1510,-
2012:	700,-	1550,-	1550,-

Quelle: Bundesministerium für Gesundheit [8], eigene Darstellung

4 Möglichkeiten der Versorgung bei fehlender Pflegeperson

Nicht immer ist die häusliche Versorgung durch nahestehende Personen gewährleistet. Bei Verhinderung einer Pflegeperson durch Krankheit oder Urlaub muss die Versorgung des Pflegebedürftigen weiterhin sichergestellt werden.

Auch dieser Fall ist im Sozialgesetzbuch geregelt und unterliegt rechtlichen Bestimmungen, was in welchem Rahmen in Anspruch genommen werden darf.

Durch die in Abbildung 2 dargestellten verschiedenen Einflussfaktoren kann es dazu kommen, dass eine Pflegeperson sich für einen gewissen Zeitraum von der pflegebedürftigen

---

[8] Bundesministerium für Gesundheit: Reform zur nachhaltigen Weiterentwicklung der Pflegeversicherung, o.O.,
2007, http://www.bmg.bund.de/nn_600110/DE/Themenschwerpunkte/Pflegeversicherung-/pflegeversicherungnode,
param=.html__nnn=true [Stand 09.09.2007]

Person Abstand nehmen will und muss oder zumindest eine kurzzeitige Veränderung der häuslichen Gegebenheiten wünscht.

Abbildung 2: Belastungen der Pflegenden Angehörigen

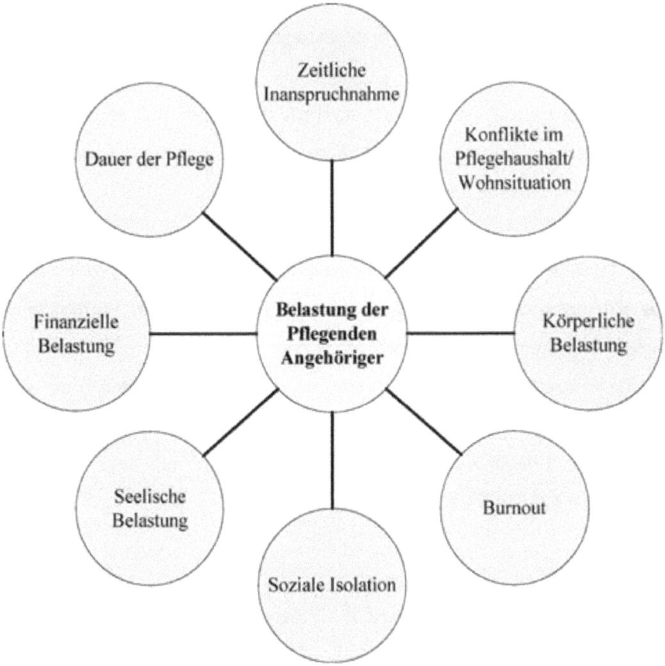

Zeitliche Inanspruchnahme

Konflikte im Pflegehaushalt/ Wohnsituation

Dauer der Pflege

Finanzielle Belastung

Belastung der Pflegenden Angehöriger

Körperliche Belastung

Seelische Belastung

Burnout

Soziale Isolation

Quelle: Ammann[9]

4.1 Häusliche Pflege bei Verhinderung der Pflegeperson

Die Verhinderungspflege ist in § 39 SGB XI unter „Häusliche Pflege bei Verhinderung der Pflegeperson" geregelt.

Bei Ausfall der Pflegeperson durch Urlaub oder Krankheit können Pflegebedürftige vorübergehend die Möglichkeit einer Betreuung durch eine andere Pflegeperson in Anspruch nehmen.[10] Dieser Zeitraum ist auf vier Wochen im Kalenderjahr begrenzt. Die Kosten der

---

[9] Ammann: *Mut zur Auszeit - Kraft zur Pflege*, [für: Internationales Zentrum für FrauenGesundheit IZFG],Minden, 2007, http://www.izfg.de/pflege/VortragAmmannMinden.pdf [Stand 19.07.2007], S.4
[10] vgl. SGB XI - Soziale Pflegeversicherung - Artikel 1 des Gesetzes vom 26. Mai 1994, BGBl. I S. 1014, zuletzt geändert durch Artikel 8 u. 9 des Gesetzes vom 26. März 2007, §39

Pflege werden, unabhängig vom Grad der Pflegebedürftigkeit, bis zu einem Maximalbetrag von 1432,- Euro von der Pflegekasse übernommen. Voraussetzung hierzu ist die Einstufung in eine der drei Pflegestufen und eine mindestens 12monatige Pflegetätigkeit der eigentlichen Hauptpflegeperson. Im Gegensatz zur nachfolgend erläuterten Kurzzeitpflege sind an den Ort und die Person, die die Verhinderungspflege durchführt (fast) keine Voraussetzungen geknüpft.

„Da die Ruhensvorschrift nach § 34 Abs. 2 Satz 1 SGB XI hier [...] nicht gilt, ist die Erbringung dieser Leistung nicht auf die Ersatzpflege im Haushalt des Pflegebedürftigen beschränkt. Es gilt vielmehr ein erweiterter Häuslichkeitsbegriff."[11]

So kann die Ersatzpflege z.b. auch in Rehabilitationseinrichtung, Internaten, Wohnheimen für Behinderte sowie Pflegeeinrichtungen erfolgen. Die Pflege kann durch Fachkräfte eines ambulanten Pflegedienstes durchgeführt werden, aber auch von jeder anderen fähigen Person. Erfolgt die Ersatzpflege durch Verwandte oder Verschwägerte bis zum zweiten Grad, sind die Aufwendungen auf den Betrag des Pflegegeldes der festgestellten Pflegestufe beschränkt. Die Unterbringung in einem Pflegehotel ist daher Gleichzusetzen mit dem Zustand der Verhinderungspflege nach §39 SGB XI.

4.2 Kurzzeitpflege

Die Situation der Kurzzeitpflege ist in § 42 SGB XI geregelt. Von Kurzzeitpflege spricht man, wenn weder die häusliche Pflege noch die teilstationäre Pflege vorübergehend möglich ist. Für diesen Zeitraum hat der Pflegebedürftige maximal bis zu vier Wochen im Jahr Anspruch auf (stationäre) Kurzzeitpflege, bei der die Kosten für die Pflege bis zu einer Höhe von maximal 1432,- Euro bei Vorliegen einer Pflegestufe (I-III) von der Pflegekasse übernommen werden. Hierbei ist zu beachten, dass die Kosten für Unterkunft und Verpflegung von der pflegebedürftigen Person allein zu tragen sind. Kurzzeitpflege ist immer an eine vollstationäre Versorgung gekoppelt.

Kurzzeitpflege wird in unterschiedlichen Einrichtungen angeboten. So gibt es spezielle Kurzzeitpflegeeinrichtungen mit Hotelcharakter, die das Gefühl von Urlaub vom Alltag

---

[11] vgl. o.V.: *Gesetz zur sozialen Absicherung des Risikos der Pflegebedürftigkeit (Pflege-Versicherungsgesetz –*
PflegeVG) - Gemeinsames Rundschreiben der Spitzenverbände der Pflegekassen zu den leistungsrechtlichen
Vorschriften des PflegeVG vom 10.10.2002, o.O., 2002, http://www.mds-ev.org/download-/gemrund_pflege_021010.pdf [Stand 02.08.2007], S.108 ff.

vermitteln sollen, es gibt Krankenwohnungen, eine von der Sozial-/Diakoniestation eingerichtete Pflegewohnung, in der für begrenzte Zeit pflegebedürftige Personen von Fachkräften aus dem ambulanten Pflegedienst betreut werden und viele Altenpflegeheime bieten Gästebetten an, um die Betreuung Pflegebedürftiger kurzzeitig zu übernehmen.

Über diese Regelung der Kurzzeitpflege ist wie bei Verhinderungspflege eine Übernahme der Kosten eines Pflegehotels möglich, wenn das Hotel die Anforderungen erfüllt.

Weitere Informationen zu diesem Thema finden Sie in: „Zukunftsmarkt Pflegehotel. Der demographische Wandel und der Markt für Pflegehotels" von Katja Rosowski.

ISBN: 978-3-638-89706-8

http://www.grin.com/de/e-book/85643/

Literaturverzeichnis (inklusive weiterführender Literatur)

Ammann: Mut zur Auszeit – Kraft zur Pflege, [für: Internationales Zentrum für FrauenGesundheit IZFG],Minden, 2007

http://www.izfg.de/pflege/VortragAmmannMinden.pdf [Stand 19.07.2007] Arbeit und Leben DGB/ VHS NW (Hrsg.): Trigger, Düsseldorf, 2005

http://www.aulnrw.de/uploads/media/trigger_bericht.pdf [Stand 09.08.2007] Arbeiter-Samariter-Bund Deutschland e.V. (Hrsg.): Die Zukunft der Pflege in Deutschland,

Köln, 2004, http://www.asb.de/download.php3?out=userdata/l_l/p_6/library-/data&fileName=pp0904ef.pdf [Stand 28.08.2007] Arkanum Wohnresidenz GmbH: http://www.arkanum-residenzen.de/ [Stand 17.09.2007] AWO Westliches Westfahlen: http://www.awo-ww.de/mastercms1-/templates/index.php5?Select_id=f918e4f8-c27c-d312-ffc2d162c5bf901e&Open_flag=plus [Stand 19.08.2007] Baurmann, Turtenwald: Potenzialanalyse Beherbergungsmarkt Deutschland, [für: G.O.P.

GmbH & CoKG], Frankfurt a.M., o.J., http://www.gop-hotels.com/download/presse-/inhalt_und_methodik_potenzialanalyse.pdf [Stand 28.08.2007] bmfsfj (Hrsg.): Fünfter Bericht zur Lage der älteren Generation in der Bundesrepublik

Deutschland, Berlin, 2005 Bodenseeresidenz Lindau: http://www.bodenseeresidenz-lindau.de/ [Stand 17.09.2007] Bosbach: Demographische Entwicklung - Realität und mediale Aufbereitung, [aus: Berliner Debatte INITIAL 17], Berlin, 2006 http://www.linksnet.de/drucksicht.php?id=2520 [Stand 28.08.2007]

Br-online.de: Taschengeld vom Vater Staat, o.O., 2007, http://www.br-online.de/leben2020-/thema/rente/staatsrente.xml [Stand 11.09.2007] Bühring: Versorgung in Heimen: Grundrechte bedroht, [in: Deutsches Ärzteblatt 98, Ausgabe 31-32 vom 06.08.2001], o.O., 2001

http://www.aerzteblatt.de/v4/archiv/artikel.asp?src=suche&id=28182 [Stand 28.08.2007] Bundesinstitut für Bevölkerungsforschung: Entwicklung des Jugend- bzw. Altenquotienten in Deutschland von 1871 bis zum Jahr 2050, Wiesbaden 2007, http://www.bib-demographie.de/info/altersstruktur.html [Stand 30.08.2007]

Bundesministerium für Familie, Senioren, Frauen und Jugend: Wirtschaftsmotor Alter, Berlin, 2007, http://www.bmfsfj.de/bmfsfj/generator/RedaktionBMFSFJ/Abteilung3/Pdf-Anlagen/endbericht-studie-wirtschaftsmotor-alter,property=pdf,bereich=,sprache=de,rwb=true.pdf [Stand 17.09.2007]

Bundesministerium für Gesundheit: Reform zur nachhaltigen Weiterentwicklung der Pflegeversicherung, o.O., 2007,http://www.bmg.bund.de/nn_600110/DE/ Themenschwerpunkte/Pflegeversicherung-/pflegeversicherung-node,param=.html__nnn=true [Stand 09.09.2007]

Bundesministerium für Gesundheit: Zahlen und Fakten zur Pflegeversicherung (05/07), o.O., 2007, http://www.bmg.bund.de/nn_773096/SharedDocs/Download/DE-+/Themenschwerpunkte/Pflegeversicherung/Informationen/ZahlenFakten,templateId=raw, property=publicationFile.pdf/ZahlenFakten.pdf [Stand 12.08.2007]

Bundesministerium für Gesundheit und Soziale Sicherung (Hrsg.): Nachhaltigkeit in der Finanzierung der sozialen Sicherungssysteme, Berlin, 2003

Bundeszentrale für politische Bildung (Hrsg.): Aus Politik und Zeitgeschichte, [Beilage zur Wochenzeitung Das Parlament Ausgabe 20/2003], Bonn, 2003

http://www.bpb.de/files/40BER3.pdf [Stand 28.08.2007] Bundeszentrale für politische Bildung: Entwicklung der Geburtenziffer, o.O., o.J.

http://www.bpb.de/wissen/8QIORZ,0,Durchschnittsalter_der_M%FCtter.html [Stand 28.08.2007]

Bundeszentrale für politische Bildung: Entwicklung der Lebenserwartung, o.O., o.J. http://www.bpb.de/files/XH3MK2.pdf [Stand 06.08.2007] Büser: Pflegeversicherung: Kassen zahlen auch die Verhinderungspflege, [in: Deutsches

Ärzteblatt 99, Ausgabe 45 vom 08.11.2002], o.O., 2002 http://www.aerzteblatt.de/v4/archiv/artikel.asp?src=suche&id=34363 [Stand 28.08.2007]

Clade: Pflege: Damit das Alter nicht zur Bedrohung und Last wird, [in: Deutsches Ärzteblatt 102, Ausgabe 27 vom 08.07.2005], o.O.,2005 http://www.aerzteblatt.de/v4/archiv/artikel.asp?src=suche&id=47552 [Stand 28.08.2007]

Delta Solutions (Hrsg.): The Anti Aging Spa, Hotel & Golf, Wien, 2005 http://www.norbertadam.com/downloads/2005/Bad_Hall.pdf [Stand 28.07.2007]

Deutsche Sozialversicherung: Sparten der Sozialversicherung, o.O., O.J., http://www.deutsche-sozialversicherung.de/de/wegweiser/saeulen.html [Stand 01.09.2007]

De Palatijn Pflegehotel: Hausprospekt 2007, Bezug: info@depalatijn.nl, Homepage:
http://www.depalatijn.nl

Deutscher Bundestag: Tourismusbranche muss stärker auf den demografischen Wandel
reagieren, [Pressemitteilung 26.10.2006], Berlin, 2006, http://www.bundestag.de-
/aktuell/presse/2006/pz_0610261.html [Stand 17.09.2007]

Deutscher Hotel- und Gaststättenverband: Definition der Betriebsarten, o.O., O.J.
http://www.dehoga-bundesverband.de/home/betriebsarten_952_924.html
[Stand 23.07.2007]

Deutscher Hotel- und Gaststättenverband Brandenburg: Tourismus für behinderte Menschen,
o.O., 2001, http://www.hoga-brandenburg.de/content/view/132/101/ [Stand 17.09.2007]

Deutscher Tourismusverband e.V. (DTV): Das Jahr 2007, o.O, 2007
http://www.deutschertourismusverband.de/index.php?pageId=243 [Stand, 13.08.2007]
Deutscher Tourismusverband e.V. (DTV): DTV- Klassifizierung, o.O., o.J.,
http://www.deutschertourismusverband.de/index.php?pageId=20 [Stand 10.09.2007]

Deutscher Tourismusverband e.V. (DTV): Einzelne Zielgruppen - Senioren, o.O., o.J.,
http://www.deutschertourismusverband.de/index.php?pageId=90 [Stand 17.09.2007]

Deutsches Institut für Wirtschaftsforschung: Auswirkungen der demographischen

Entwicklung auf die Zahl der Pflegefälle - Vorausschätzungen bis 2020 mit Ausblick auf
2050, Berlin, 2001, http://opus.zbwkiel.de-/volltexte/2003/346/pdf/dp240.pdf
[Stand 30.08.2007]

Deutsches Institut für Wirtschaftsforschung: Wochenbericht des DIW Berlin 33/04-

Bevölkerungsentwicklung in West- und Ostdeutschland - Vorausschätzungen bis 2050,
Berlin, 2004, http://www.diw.de/deutsch/produkte/publikationen/wochenberichte/docs-/04-
33-Lhtml [Stand 01.09.2007]

Diakonie Seniorenwohn- und Pflegezentrum „Insula": Hausprospekt 2007,
Bezug: info.insula@dw-hohenbrunn.de, Homepage: http://www.dw-hohenbrunn.de

DIN EN ISO 8402

DKV: Leistungen der Pflegeversicherung, o.O., o.J., http://www.dkv.com/gesetzliche-pflege-
leistungen_167_12215_12229_12236.php#rep16957 [Stand 31.07.2007]

Doblhammer/ Westphal/ Ziegler: Pflegende Angehörige brauchen mehr Unterstützung - Bedarfsprognosen zeigen einen Anstieg häuslichen Pflegepotenzials in Deutschland bis 2030, [in: Demographische Forschung aus erster Hand 4/2006], Rostock, 2006

Dresdner Bank AG (Hrsg.): 40 Prozent der Deutschen ohne private Altersvorsorge, Frankfurt a.M., 2005, http://www.allianz.com/de/allianz_gruppe/presse/news-/maerkte_und_studien/maerkte_und_studien1/news50.html [Stand 09.08.2007]

Elternpflege.de: Originalzitat eines Forenbeitrags zum Thema Pflegehotel auf: http://www.elternpflege.de/phpBB2/viewtopic.php?t=684&postdays=0&postorder=asc&highl ight=pflegehotel&start= 15 [19.08.2007] Eschbacher, Erlfelder : Alt, einsam und arm [in: bullVestor 06/07 Das Finanz- und Newsmagazin], bullVestor Medien GmbH, St.Valentin, 2007 Forcher: Die Heilbäder und Kurorte Europas im Spannungsfeld zwischen Kurortmedizin und Gesundheitstourismus, [in: Heilbad und Kurort. Jg. 48], Flöttmann Verlag GmbH: Gütersloh, 1995

Freye: Häusliche Pflege: Zwischen Liebe und Überdruß, [in: Deutsches Ärzteblatt 95, Ausgabe 51-52 vom 21.12.1998], o.O., 1998

http://www.aerzteblatt.de/v4/archiv/artikel.asp?src=suche&id=14821 [Stand 29.08.2007] Gutmann: Was ist Marktforschung, Tiefenbronn, 2003

http://www.mittelstand-spezial.de/Texte/Marktforschung.pdf [Stand 22.08.2007]

Güven International Club: http://www.guvenclub.com/gr/home.htm [Stand 17.09.2007]

Hamburger Abendblatt: Einkommen der Rentner gestiegen, Berlin, 2005,

http://www.abendblatt.de/daten-/2005/06/02/441781.html [Stand 11.09.2007] Haus am Brunnen: http://www.hausambrunnen.de/ [Stand 17.09.2007] Helmer- Denzel: Fakten und Trends im Seniorentourismus, [für: Universität Duisburg Essen], Genshagen, o.J.

http://www.ffg.uni-dortmund.de/medien/tus/tus_helmerdenzel.pdf [Stand 28.08.2007] Hibbeler: Pflegestatistik: Anteil professioneller Pflege wächst [in: Deutsches Ärzteblatt 104, Ausgabe 9 vom 02.03.2007], o.O., 2007

http://www.aerzteblatt.de/v4/archiv/artikel.asp?src=suche&id=54654 [Stand 28.08.2007] Hotel Am Schlosspark: Hausprospekt 2007, Bezug: dahme-hotel@hotel-dahme.de,

Homepage: http://www.hotel-dahme.de hotelbiz consulting (Hrsg.): Hotel Performance Trends Glossar, München, 2006 http://www.hotelbiz.de/de/download/hotelbiz_Glossar.pdf [Stand 28.08.2007] Hotels.com: The Hotel Price Index, o.O., 2006, http://www.wissen.dsft-berlin.de/medien/HOT/hot_hotel_price_index_2007.pdf [Stand 15.08.2007] Hotel Weideröschen: Hausprospekt 2007, Bezug: hotel@weideroeschen.at,

Homepage: http://www.weideroeschen.at Illing: Die Studie zum Thema: Zeit für Seele & Selbst. Märkte und Trends im

Tourismus für Entspannung und mentale Fitness, TDC e. Kfm. Verlag: Berlin, 2002

IMMAC Holding AG (Hrsg.): Der Seniorenmarkt und seine Veränderungen, Rendsburg, 2005 , http://www.immac.de/infomaterial/IMMAC-Marktstudie_2005.pdf [Stand 07.08.2007]

Immobilien Experten AG: Seniorenhotel „bonaVita am Golfplatz", Berlin, 2007, http://www.immexa.de/site/DE/int/05_projekte/05_03/05_03_container.php [Stand 02.09.2007]

Immobilien Experten AG: Seniorenhotel „bonaVita am Niddasee", Berlin, 2007, http://www.immexa.de/site/DE/int/05_projekte/05_04/05_04_container.php [Stand 02.09.2007]

Institut der deutschen Wirtschaft Köln (Hrsg.): Deutschland altert - Die demographische Herausforderung, Köln, 2004, http://www.insm.de/Downloads/PDF_-_Dateien-/Publikationen_Kostenlose_Downloads-/Deutschland_altert.pdf [Stand 28.08.2007]

Janssen: Zu arm fürs Altenheim?, [in: Rheinische Post vom 18.06.2007, A5], Düsseldorf, 2007

Keller: Organisation der Pflege, o.O., 2004, http://www.gesundheitpro.de/Organisation-der-Pflege-Pflege-A050829ANONI013701.html [Stand 16.07.2007]
Kober-Kümmerly+Frey Media AG, http://www.kartenwelten.de/? [Stand 30.08.2007]

Koschade, Vollmers: Eine Branche explodiert, [in: F.A.Z.-Hochschulanzeiger Nr. 85], o.O., 2006, http://www.faz.net/s/RubE4DBC2864515412C86EF6C0402B6929F-/Doc~E4EFE2D25CEF 14AA3A6D7D47009E65AFF~ATpl~Ecommon~ S spezial~AOrd ~E933FDFB679EE4808AB349FDB169CFB3F.html [Stand 28.08.2007]

Kroeber: Mögliche Quellen der Sekundärforschung, o.O., 2003, http://www.mittelstand-spezial.de/maps/Sekundaerforschung.pdf [Stand 12.08.2007]

Kur- und Pflegehotel Senator: Hausprospekt 2007, Bezug: info@fachklinik-bad-pyrmont.de, Homepage: http://www.senator-pflegehotel.de

Kuterdem: Barrierefreier Tourismus im Murtal,[Projektarbeit an der Wirtschaftsuniversität Wien], Wien, o.J., http://www.ibft.at/upload/Barrierefreier_Tourismus_im_Murtal_Projektarbeit_Tolga_Kuterde m.pdf [Stand 28.08.2007] Lebenshilfe Viersen: Reisen 2007, Viersen, 2007

http://www.lebenshilfe-viersen.de/pdfprogramme/2_reisen_2007.pdf [Stand 09.08.2007] Lechner: Das Pflegehotel - sichere und rentable Immobilieninvestition in einem

Zukunftsmarkt, o.O., 2006, http://www.immexa.de/site/DE/int/07_bibliothek/07_03-/07_03_container.php# [Stand 23.08.2007]

Lehr: Der demografisch Wandel -eine Herausforderung für jeden, auch für die Kirche, o.O., 2006 http://www.ekir.de/missionale/index.php?id=128 [Stand 12.08.2007] Lehr: Psychologie des Alterns, 11. überarbeitete A., Wiesbaden-Heidelberg: Quelle & Meyer, 2006

mediavita GmbH (Hrsg.): Pflegestufen, o.O., o.J. http://www.mediavita.net/html/pflegestufen.html [Stand 12.07.2007] Medizinischer Dienst der Spitzenverbände der Krankenkassen e.v.: 2. Bericht des MDS nach § 118 Abs. 4 SGB XI - Qualität in der ambulanten und stationären Pflege, Essen, 2007

http://www.mds-ev.org/index2.html [Stand 03.09.2007] Medizinischer Dienst der Spitzenverbände der Krankenkassen e.V.: Richtlinien der Spitzenverbände der Pflegekassen zur Begutachtung von Pflegebedürftigkeit nach dem XI. Buch des Sozialgesetzbuches, o.O., 2006

Meyers Lexikon: Lebenserwartung, o.O., o.J. http://lexikon.meyers.de/meyers/Lebenserwartung [Stand 23.07.2007]

Mücke Hotelberatung: http://www.muecke-hotelberatung.de/download/mh.pdf [Stand 23.08.2007]

Münch & Partner: Das Pflegehotel - Eine Zusammenstellung von Informationen, Bad Waldsee, o.J. http://www.muenchonline.de/resources/Das+Pflegehotel.doc [Stand 19.08.2007] Nefiodow: Der sechste Kondratieff. Wege zur Produktivität und Vollbeschäftigung im

Zeitalter der Information, Rhein- Sieg Verlag: Sankt Augustin, 2001 ngo-online e.V. (Hrsg.): Hohes Engagement bei der Betreuung von Pflegebedürftigen in Deutschland, o.O., 2004 http://www.ngo-online.de/ganze_nachricht.php?Nr=8438 [Stand 16.07.2007] Oberender: Anforderungen an eine grundlegende Gesundheitsreform, Berlin, 2007

http://mlecture.uni-bremen.de/extern/lilly/lilly-onkologie-berlin-03-2007/slides/oberender-lilly-onkologie-berlin-03-2007.pdf [Stand 30.08.2007] Olfert (Hrsg.), Rahn: Einführung in die Betriebswirtschafslehre, Kiehl: Leipzig, 2003 o.V.: Das Berchtesgadener Land: Urlaub nach Maß, [in: Pflege Partner - Das Magazin für pflegende Angehörige 03/07], Vincentz Kundenmedien: Hannover, 2007 o.V.: Der demographische Wandel, o.O., o.J. http://www.foerderland.de/1066.0.html [Stand 28.07.2007] o.V.: Die neuen Alten kommen, [in: NetzwerkHotel 01/07], Kolochau, 2007 http://www.netzwerk-hotel.de/NWH01-07komplett.pdf [Stand 29.08.2007]

o.V.: Gesetz zur sozialen Absicherung des Risikos der Pflegebedürftigkeit (Pflege-Versicherungsgesetz - PflegeVG) - Gemeinsames Rundschreiben der Spitzenverbände der Pflegekassen zu den leistungsrechtlichen Vorschriften des PflegeVG vom 10.10.2002, o.O., 2002

http://www.mds-ev.org/download/gemrund_pflege_021010.pdf [Stand 02.08.2007] o.V.: Grand Hotel Heiligendamm, o.O., O.J.

http://www.fundus.de/pub/heiligendamm_hotelmarkt.htm [Stand 14.08.2007] o.V.: Grund- und Behandlungspflege, o.O., o.J.

http://www.foerderland.de/792+M5de8a50c49d.0.html [Stand 13.08.2007] o.V.: Kurzkonzept Hotel „Am Schlosspark", Dahme, o.O., 2005

http://www.satzkasten.de/PDF_Links/Hotel_Dahme_Kurzkonzept.pdf [Stand 07.08.2007]

o.V.: Markt (market), o.O., o.J.

http://www.wiwi-treff.de/home/mlexikon.php?mpage=beg/markt.htm [Stand 23.07.2007] o.V.: Statt Pflegeheim: Anteil der Pflegebedürftigen mit Familienanschluss wächst, o.O., 2007, http://www.journalmed.de/newsview.php?id=16386 [Stand 16.07.2007] o.V.: Who will care for the oldest old in the next 30 years in Europe?, o.O., O.J.

http://www.felicie.org/ASP/keyr.asp?lang=EN [Stand 17.07.2007] o.V.: Wohnungsunternehmen im GDW - Im Osten bleibt die Rendite negativ, [in: Immobilie Zeitung], o.O., 2006, http://www.immoportal.de/home/service/immobilien-zeitung/iz_8.html [Stand 23.08.2007]

o.V.: Zielgruppe, o.O., o.J. http://www.desig-n.de/werbung_z.htm [Stand 25.08.2007] Pack et al.: Zukunftsreport demographischer Wandel, Bonn, 2000

http://www.demotrans.de/documents/Zukunft-dt.pdf [Stand 29.08.2007] Parität Ulm: http://www.paritaet-ulm.de/ [Stand 17.09.2007] Pietschmann: Volk im Pflegebett, o.O., 2001, http://www.innovations-

20

report.de/html/berichte/studien/bericht-1499.html [Stand23.07.2007] Pflegehotel Schloss Bad Wurzach: Hausprospekt 2007, Bezug: info@pflegehotel.de, Homepage: http://www.pflegehotel.de Pflegehotel St. Johann: Hausprospekt 2007, Bezug über info@pflegehotel-stjohann.ch,

Homepage: http://www.pflegehotel-stjohann.ch Pflegendeangehoerige.de: Originalzitat eines Forenbeitrags zum Thema Pflegehotel auf

http://pflegendeangehoerige.foren-city.de/htopic,563,Pflegehotel.html [Stand 19.08.2007] Pschyrembel (Hrsg.): Klinisches Wörterbuch, Berlin, 1998

Quadbeck: Pflegeleistungen sollen steigen, [in: Rheinische Post vom 16.06.2007, C3], Düsseldorf, 2007

Reiners: Ambulant vor stationär, [in: Rheinische Post vom 08.08.2007, B1], Düsseldorf, 2007 Reker: Vermögen der Deutschen: 9 000 000 000 000 Euro, [in: Rheinische Post vom 31.August 2007], Düsseldorf, 2007 Residenz Dahlke: Hausprospekt 2007, Bezug: info@residenz-dahlke.de, Homepage: http://www.residenz-dahlke.de Robert Koch Institut (Hrsg.): Gesundheits im Alter", Berlin, 2005 Robert Koch Institut (Hrsg.): Schwerpunktbericht der Gesundheitsberichterstattung des Bundes - Pflege, Berlin, 2004 Rüger: Bevölkerungsbewegung, München, 2006, http://www.statistik.lmu.de/~rueger-/demographiesource/Demographie2006_131.pdf [Stand 28.08.2007] Schäffler (Hrsg.): Pflege Heute, Urban&Fischer Verlag: München, 1997 Schneekloth, Wahl: Möglichkeiten und Grenzen selbständiger Lebensführung in privaten Haushalten (MuG III), München, 2005 Schnurrenberger: Marktanalyse, [für: BS Consult], Potsdam, 2007

http://www.fh-eberswalde.de/_obj/17AFA946-A716-4EBC-84C3-E0983301423C/outline/2007-Mafo-EW.pdf [Stand 27.07.2007] Schott: Begriff der Pflegebedürftigkeit, Düsseldorf, o.J.

http://www.pflegetaeglich.de/seite3.html [Stand 12.07.2007] Seniorenberatung: Aktuelle Nachrichten, o.O, 2001

http://www.seniorenberatung-online.de/Aktuelles1.htm [Stand 29.08.2007] Seniorenresidenz Puerto Banüs: http://www.runa-reisen.de/reisen/seniorenresidenz-puerto-banus.php [Stand 17.09.2007] über: http://www.runa-reisen.de Sesselmeier: Der Sozialstaat in der Diskussion, o.O., 2003

http://www.buergerimstaat.de/4_03/reform2.htm [Stand 22.07.2007] SGB XI - Soziale Pflegeversicherung - Artikel 1 des Gesetzes vom 26. Mai 1994, BGBl. I S. 1014, zuletzt geändert durch Artikel 8 u. 9 des Gesetzes vom 26. März 2007 Statistisches Bundesamt (Hrsg.): 11. Koordinierte Bevölkerungsvorausberechnung - Annahmen und Ergebnisse,

Wiesbaden, 2006 Statistisches Bundesamt (Hrsg.): Bevölkerung Deutschlands bis 2050 -11. Koordinierte Bevölkerungsvorausberechnung, Wiesbaden, 2006

Statistisches Bundesamt (Hrsg.): Bevölkerung Geburten, Wiesbaden, 2007 http://www.destatis.de/jetspeed/portal/cms/Sites/destatis/Internet/DE/Content/Statistiken/ Bevoelkerung/GeburtenSterbefaelle/Tabellen/Content75/GeburtenMutteralter,templateId =renderPrint.psml [Stand 29.08.2007]

Statistisches Bundesamt (Hrsg.) Eheschließungen, Geborene und Gestorbene, Wiesbaden, 2007, http://www.destatis.de/jetspeed/portal/cms/Sites/destatis/Internet/DE- /Content/Statistiken/Bevoelkerung/EheschliessungenScheidungen/Tabellen/Content100/E heschliessungenGeboreneGestorbene,property=file.xls [Stand 06.08.2007]

Statistisches Bundesamt: Kurzbericht Pflegestatistik 1999, Bonn, 2001, http://www.destatis.de/jetspeed/portal/cms/Sites/destatis/Internet/DE/Content/Publikation en/Fachveroeffentlichungen/Sozialleistungen/Sozialpflege1Bericht1999,property=file.pdf [Stand 01.09.2007]

Statistisches Bundesamt (Hrsg.): Lebenserwartung in Deutschland, Wiesbaden, 2007 http://www.destatis.de/jetspeed/portal/cms/Sites/destatis/Internet/DE/Content/Statistik en/Bevoelkerung/GeburtenSterbefaelle/Tabellen/Content50/LebenserwartungDeutschland.ps ml [Stand 23.07.2007]

Statistisches Bundesamt (Hrsg.): Pflegestatistik 2005, Wiesbaden, 2007

Statistisches Bundesamt (Hrsg.): Sonderbericht: Lebenslagen der Pflegebedürftigen, Bonn, 2004

Statistisches Bundesamt (Hrsg.): Übernachtungen in Beherbergungsstätten, Wiesbaden, 2007 http://www.destatis.de/jetspeed/portal/cms/Sites/destatis/Internet/DE/Content/Statistiken/ Binnenhandel/Tourismus/Tabellen/Content50/BeherbergungAuslastung,templateId=renderPri nt.psml [Stand 13.08.2007]

STZ Consulting Group (Hrsg.): Erfolgreiches Marketing durch gezielte Marktanalyse und Zielgruppensegmentierung - Teil 1, Erftstadt, 2006 http://www.perspektive-mittelstand.de/Marketing___kein_Erfolg_ohne_ Marktanalyse_und_Zielgruppensegment/management-wissen/781.html [Stand 02.07.2007]

STZ Consulting Group (Hrsg.): Erfolgreiches Marketing durch gezielte Marktanalyse und Zielgruppensegmentierung - Teil 2, Erftstadt, 2006

http://www.perspektive-mittelstand.de/Erfolgreiches_Marketing_durch_gezielte_ Marktanalyse_und_Zielgrup/management-wissen/830.html [Stand 02.07.2007] Sunpark

Berlin Neukölln: http://www.sunpark-berlin.de/ [Stand 17.09.2007] Tchibo Reisekatalog:
Sicher um die Welt - Ärztlich begleitete Rundreisen 2007/2008, Köln, 2007

Treugast Unternehmensberatungsgesellschaft mbH (Hrsg.): Hotellerie/ Tourismus, [in:

Treugazette Mai 2007], München, 2007, http://www.treugast.de/treugast/pages/news-
/treugazette/treugazette01_05_07.pdf [Stand 28.08.2007] Universität Gießen: Die 5 Säulen
der Sozialversicherung, Gießen, 2002, http://www.uni-giessen.de/~g41007/tempel9.html
[Stand 09.09.2007] Universität zu Köln: Presse-Information 180/2005, Köln, 2005

http://www.uni-koeln.de/pi/i/2005.180.htm [Stand 16.08.2007] Urlaub & Pflege e.V.: Reisen
2007, Bezug über post@urlaub-und-pflege.de,

Homepage: http://www.urlaub-und-pflege.de Vialera: http://vialera-pflege-und-begleitung-
auf-reisen.de/index.php [Stand 10.08.2007] Wagner: Leitfaden Volkswirtschaft, o.O., O.J.

http://www.wagner-berlin.de/am2.htm [Stand 23.07.2007] Wagner, Brucker: Pflegebericht
des Medizinischen Dienstes 2001/2002, [für: Medizinische

Dienst der Spitzenverbände der Krankenkassen e.V. (MDS)], Essen, 2002 Wagner, Brucker:
Pflegebericht des Medizinischen Dienstes 2003, [für: Medizinische Dienst

der Spitzenverbände der Krankenkassen e.V. (MDS)], Essen, 2005 Wagner, Brucker:
Pflegebericht des Medizinischen Dienstes 2004, [für: Medizinische Dienst

der Spitzenverbände der Krankenkassen e.V. (MDS)], Essen, 2006 Wagner, Brucker:
Pflegebericht des Medizinischen Dienstes 2005, [für: Medizinische Dienst

der Spitzenverbände der Krankenkassen e.V. (MDS)], Essen, 2007

WHO: Men Ageing And Health, Genf, 2001

http://whqlibdoc.who.int/hq/2001/WHO_NMH_NPH_0L2.pdf [Stand 06.08.2007]
Winkelnkemper: Immer mehr 100-Jährige, [in: Rheinische Post vom 22.05.2007, A7],
Düsseldorf, 2007

Wohnanlage Wanachai: http://www.pflegeinthailand.de/index.html [Stand 17.09.2007]
Zentrum Roseninsel: http://die-roseninsel-bad-kreuznach.de/index2.html [Stand 17.09.2007]
Zukunftsinitiative Rheinland-Pfalz (Hrsg.): Demographischer Wandel - Neue Marktchancen,
[Ergebnisprotokoll der zweitägigen Arbeitssitzung an 4. Und 5. März 2005], Mainz, 2005
http://www.zukunftsradar2030.de/images/pdf/Marktchancen/Marktchancen.pdf [Stand
28.08.2007]

BEI GRIN MACHT SICH IHR WISSEN BEZAHLT

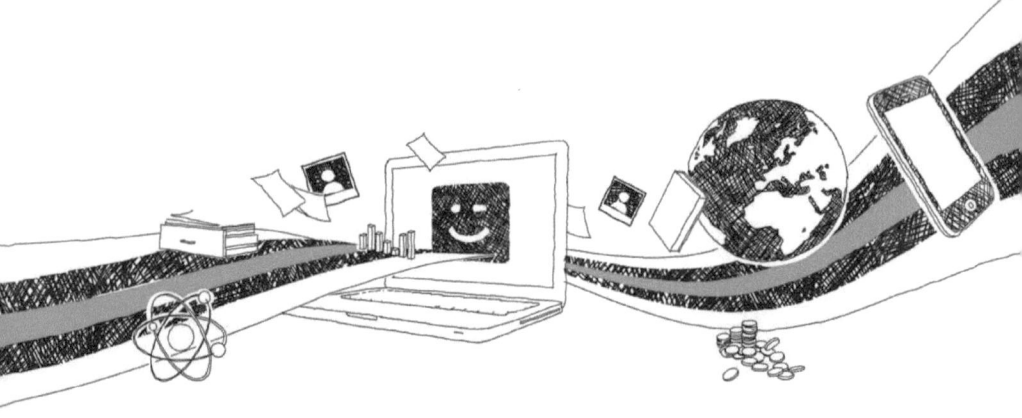

- Wir veröffentlichen Ihre Hausarbeit, Bachelor- und Masterarbeit

- Ihr eigenes eBook und Buch - weltweit in allen wichtigen Shops

- Verdienen Sie an jedem Verkauf

Jetzt bei www.GRIN.com hochladen und kostenlos publizieren

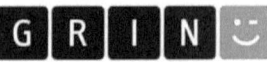